AF295902

ÉTUDES

SUR LA THORACENTÈSE.

Par M. BOUDIN,

Médecin en chef de l'hôpital militaire du Roule.

De tout temps la thoracentèse a suscité les opinions les plus contradictoires et les débats les plus passionnés ; elle a eu ses périodes de faveur et d'oubli, et, de nos jours encore, si elle compte beaucoup de partisans, elle n'est employée par d'autres qu'avec une sorte de terreur. Hippocrate recommande de pratiquer la thoracentèse le plus promptement possible dans les cas d'empyème. Celse et Galien répètent les paroles du maître ; Cœlius Aurélianus proscrit l'opération ; Archigène, Aétius, Alexandre de Tralles, Paul d'Egine ne la mentionnent même pas. Parmi les Arabes, Sérapion et Rhazès la vantent ; Hali-Abas et Avenzoar, au contraire, la rejettent. Après eux, il faut arriver jusqu'à A. Paré, pour voir la thoracentèse de nouveau mentionnée.

Alors commence pour elle une phase brillante ; elle est pratiquée avec succès par un grand nombre de médecins, dont nous citerons ceux-là seulement que recommandent leur nom ou leurs travaux sur la matière : Fabrice d'Aquapendente, Jérôme Golu, Zac. Lusitanus, Marc-Aurèle Séverin, Nic. Gaudin, Jean de Vigo, Covillard, Treubler, Nic. Robin, Birch, Bontius, Laz. Rivière, Riedlin, Preuss, Zarini, Hutter, Paul Barbette, Wrede, Freke, Bianchi, Romero, etc., etc.

Cette époque de faveur dure pendant le xviie et pendant la moitié du xviiie siècle. La thoracentèse tombe de nouveau en discrédit, du moins parmi les médecins, qui la rejettent presque tous comme dangereuse, tandis que les chirurgiens, Heister excepté, vantent son innocuité et la pratiquent fréquemment avec succès.

En se rapprochant de notre époque, on trouve les mêmes dissidences, même entre les médecins : ainsi, Corvisart déclare que *la thoracentèse accélère presque toujours la mort,* tandis que Laennec, dont l'opinion est d'un si grand poids quand il s'agit d'affections de l'appareil respiratoire, professe qu'elle est *sans inconvénient.* Jérôme Golu, en 1624, avait été bien plus loin que Laennec, puisqu'on lit dans cet auteur : *Ergo in thoracis quam in abdominis hydrope, paracentis tutior.*

De nos jours, le débat se ranime : Larrey, Boyer, Lisfranc, Chelius, MM. Velpeau, Blandin, Cruveilhier, Bricheteau, Sédillot, Fleury, Trousseau lui sont plus ou moins favorables ; Dupuytren, MM. Louis, Rochoux, Roux, Chomel, la combattent au contraire.

Devant ces débats si animés, en présence d'autorités également imposantes, soutenant l'une ou l'autre thèse, on a dû se demander si la dissidence n'existerait pas plutôt dans la forme que dans le fond ; si, dans un cas donné, la même indication ne serait pas saisie par les uns comme par les autres ; en un mot, on a cherché à ramener l'affaire à une question de diagnostic. Malheureusement, le désaccord existe jusqu'au bout. Pour les uns, la thoracentèse doit se pratiquer de bonne heure ; pour les autres, elle ne doit être employée qu'à la dernière extrémité. Il en est qui recommandent d'évacuer tout le liquide en une seule fois, et d'autres qui se déclarent pour les évacuations successives. Les injections modificatrices sont redoutées des uns, tandis qu'elles comptent ailleurs des partisans. L'introduction de l'air, accusée par les uns de produire les plus graves accidents, est considérée par d'autres comme réunissant des avantages sans présenter de dangers ; enfin, quelques médecins pensent qu'il n'y a lieu d'opérer que dans le cas où le poumon ni la plèvre ne sont le siége d'aucune affection réputée incurable, et d'autres opèrent encore dans ces circonstances, à titre de palliatif.

Les médecins et les chirurgiens militaires ont pris une part active aux débats soulevés par la question de la thoracentèse ; ils ont de tout temps pratiqué cette opération, et quelques-uns d'entre eux ont jeté un nouveau jour sur ce sujet. Nous citerons Larrey ; l'article de M. Bégin , du *Dictionnaire de médecine et de chirurgie pratiques* ; la note de de M. Malle, dans le *Bulletin de l'Ac. nat.*, 1837 ; le travail de M. Raymond Faure, dans la *Gaz. méd.*, 1836, portant sur huit malades, dont deux ont été guéris et six soulagés par la thoracentèse ; la thèse de M. Sédillot, partout citée à juste titre , et dans laquelle il discute avec talent les diverses questions soulevées par ce sujet. M. F. Jacquot a publié, dans le *Journal de la Société de médecine pratique de Montpellier*, année 1844, une observation de thoracentèse suivie de guérison, remarquable en ce qu'on ne fit qu'aider la nature, en ouvrant une tumeur déjà fluctuante, et que le malade guérit après une énorme évacuation de sérosité, de pus et de sang. M. Barby a livré à la publicité, quelque temps après , deux observations de thoracentèse , dont l'une, dans laquelle on ne fit également qu'aider la nature, fut suivie de succès, tandis que la seconde, pratiquée sur un sujet tuberculeux, ne fit que prolonger son existence. Enfin , le LXIIIe volume du *Recueil de mém. de méd. milit.* renferme plusieurs observations de thoracentèse suivie de guérison.

Les deux observations qui suivent, vieilles presque d'un demi-siècle, témoignent que les médecins militaires pratiquaient la thoracentèse, malgré l'oubli dans lequel on l'avait laissée. Elles sont d'ailleurs remarquables à plus d'un titre. Nous leur avons conservé en grande partie la forme et la tournure de l'époque à laquelle elles ont été écrites.

1.

I. *Observation d'une vomique, guérie par l'opération de l'empyème,*
par le citoyen Miot (1).

Théodore Heinsberg, lieutenant du premier bataillon
léger de Strozzi, Autrichien, prisonnier de guerre, âgé
d'environ vingt-cinq ans, d'un tempérament bilieux; entré
à l'hôpital militaire de Thionville le 6 floréal an viii, pour
une péripneumonie inflammatoire, est, de plus, affligé
depuis quinze ans d'une vomique, provenant d'une pleuro-
péripneumonie, pour laquelle il avait été traité par un médecin de Cologne en 1785.

Le 6 floréal an viii, à ma visite du soir, je trouvai le
malade avec des symptômes très-alarmants, tels qu'une
respiration très-courte, la suppression totale de l'expectoration, de grands maux de tête, une douleur gravative
dans tout le lobe gauche du poumon; le pouls fort et dur,
la langue et la peau sèches, une soif vive, le bas-ventre
gros et empâté (cette dernière cavité, suivant le rapport
du malade, a toujours été embarrassée depuis l'époque de
sa première maladie); enfin, il avait tous les symptômes
d'une pleuro-péripneumonie inflammatoire. On pratiqua
promptement une saignée du bras qui fournit huit onces de
sang couenneux. La saignée fut réitérée à neuf heures
du soir; cette évacuation le soulagea beaucoup, la respiration devint plus libre, et l'expectoration, mêlée de quelques
filets de sang, plus facile; mais la douleur de côté devint
toujours plus forte. Il prit pour boisson une tisane pectorale, édulcorée avec l'oxymel simple, et, toutes les
heures, une cuillerée d'une potion pectorale avec la gomme
arabique. Je lui fis administrer un lavement purgatif,
parce qu'il n'avait pas été à la selle depuis quarante-huit
heures.

Le lendemain le pouls ne me parut pas encore assez développé; on fit une troisième saignée, qui produisit de

---

(1) Cette observation est datée du 1er brumaire an ix; le citoyen Miot
était probablement médecin en chef de l'hôpital militaire de Thionville.

lions effets. Le sang n'était pas aussi inflammatoire que le précédent. Le pouls devint petit, serré et irrégulier ; contraint de renoncer à la saignée, quoique indiquée par la douleur vive qu'il éprouvait sur le côté gauche du thorax, je me contentai d'employer, tant intérieurement qu'extérieurement, les émollients, les délayants et les adoucissants, pour détendre les fibres qui étaient d'une trop grande crispation. Comme la toux était très-fatigante, je fis ajouter dans la potion béchique un demi-gros de teinture anodine de Sydenham, ce qui diminua cette grande toux qui fatiguait le malade nuit et jour ; pour aliments, il prenait un bouillon maigre de cinq heures en cinq heures. On donnait tous les jours un lavement émollient, à cause de sa grande constipation.

Le quatrième jour, le pouls commença à ne plus être si serré ni si irrégulier ; il s'établit une expectoration abondante d'une matière très-épaisse et purulente, sans être mêlée de filets de sang. Mais la douleur de côté étant toujours très-forte, j'y fis appliquer un large emplâtre vésicatoire ; il commença ce jour à prendre une pinte de petit lait édulcoré avec le sirop d'althæa. Ce traitement a été continué jusqu'au vingt-septième jour de son entrée à l'hôpital. Pendant ce laps de temps, le malade expectorait au moins une chopine de pus par jour ; cette matière était devenue si infecte, que le malade lui-même n'en pouvait supporter la mauvaise odeur.

Le vingt-septième jour, la difficulté de respirer augmenta ainsi que les autres accidents. Etant assuré de ce qui avait précédé cette maladie, il m'était facile de porter le diagnostic non équivoque, qu'il était affligé d'une vomique qui s'était formée insensiblement depuis sa tendre jeunesse : tous les signes rationnels l'indiquaient assez.

A cette époque le malade était dans un état déplorable et le plus pénible. Une suppression totale de l'expectoration, un pouls petit, serré et presque insensible, le bas-ventre très-sensible et tympanisé, le visage hippocratique, les yeux mornes ; enfin, tous les symptômes d'une mort prochaine. Dans cet état critique, j'ai porté un prompt diagnostic, qui était que le kyste était plein de matière comprimant le

cœur et les vaisseaux du poumon et mettait obstacle à
leurs fonctions, et que le kyste ne communiquait plus avec
les bronches pour se vider par l'expectoration, étant oblitéré
par une légère inflammation qu'il éprouva dans le commen-
cement de la maladie secondaire.

En conséquence, j'ai jugé qu'il fallait plutôt employer un
moyen incertain, que d'abandonner le malade à une mort
prochaine. A l'instant j'ai visité le côté gauche de la poitrine du malade, principalement l'endroit où était la douleur sur laquelle j'avais fait appliquer les vésicatoires qui ne
suppuraient plus. J'ai trouvé dans cette plaie un œdème
presque insensible, occupant l'intervalle de la cinquième à
la sixième des vraies côtes, en comptant du haut en bas. Cet
œdème m'assura une adhérence du kyste de la vomique avec
la plèvre et les muscles intercostaux dans cet endroit. Sur
le moment, je lui fis l'empyème ; il sortit de la poitrine une
pinte de pus d'une couleur brune et si infecte qu'à peine
pouvait-on rester près du malade.

Le malade supporta cette opération et l'évacuation de
cette quantité de pus, plus courageusement que je ne l'au-
rais espéré. Cette quantité de pus me faisait voir que le
kyste devait être spacieux. Effectivement, à chaque pansement il sortait par la plaie plus d'une chopine de pus,
toujours d'une très-mauvaise qualité et d'une odeur insou-
tenable.

Immédiatement après l'opération, la plaie et le kyste furent nettoyés par une INJECTION DÉTERSIVE, suivie du pansement ordinaire. La nuit après l'opération, le malade dor-
mit trois heures par le secours de cinq grains de pilules de
cynoglosse, ce qu'il n'avait pu obtenir depuis longtemps,
quoiqu'il eût fait usage de cet assoupissant.

Le lendemain de cette opération, la respiration était infiniment plus libre, mais la fièvre augmenta, de même que
la toux sèche ; je présumais que la cause en était le passage
d'une partie du pus dans la masse du sang, d'où ces frissons
irréguliers, qu'on éprouve toujours dans ces circonstances,
suivis de sueurs nocturnes souvent très-abondantes. Ces
accidents rendaient les nuits très-laborieuses, de sorte que
le malade s'acheminait vers le marasme, dans lequel il

tomba réellement avec le temps, de même que dans une leucophlegmasie des extremités inférieures qui devinrent énormes.

Ce triste état et les accidents consécutifs n'en demeurèrent pas encore là. Un mois après l'opération, il se forma une nouvelle inflammation à la partie supérieure du poumon (toujours du côté gauche), qui passa à la suppuration, et il se manifesta un œdème entre les troisième et quatrième vraies côtes, en comptant de haut en bas. Je pronostiquai un second dépôt dans cette partie du poumon avec adhérence. Une seconde opération fut faite ; j'évacuai par cette opération une demi-chopine de pus, infiniment moins mauvais que dans la première (les deux kystes n'avaient point de communication entre eux). La plaie et le kyste furent injectés et pansés comme à l'ordinaire.

Après dix à douze jours de cette opération, la matière devint très-louable, épaisse et blanche, ce qui m'assura que les kystes étaient bien détergés. A cette époque, je fus obligé de cesser les injections, parce qu'elles passaient des kystes dans les bronches et sortaient par vomissement, et qu'elles causaient au malade une toux convulsive, qui le fatiguait beaucoup. En conséquence, les plaies furent pansées simplement avec des plumasseaux à sec.

Comme la matière était très-épaisse et sortait difficilement par la plaie du premier empyème, je fis faire un instrument en argent, ressemblant assez à celui qu'on emploie pour la bronchotomie, excepté que le conduit était beaucoup plus long et large, la plaque plus grande et ovale. Cet instrument demeurait dans la plaie et donnait la facilité au pus de passer à travers.

Dans la première quinzaine de la maladie, le malade rendit par l'expectoration une matière très-puante, et ce, en grande quantité ; de même que celle qui sortit de la poitrine par la première opération. Après avoir fait usage des béchiques vulnéraires les plus appropriés de toutes les façons et sous toutes les formes, précédés et entremêlés de minoratifs doux, j'étais très-embarrassé de choisir des moyens pour combattre cette dangereuse maladie. Enfin, voyant le malade pencher sensiblement vers sa fin, je fis réflexion que.

dans des cas pareils, la vertu antiseptique et tonique du quinquina suffirait pour combattre cette gangrène du poumon.
Sous ce point de vue, j'ordonnai que, dans une pinte de décoction des plantes *polytric et cétérach*, on fît bouillir une
once de quinquina concassé. Le malade en prit cinq onces
de six heures en six heures, et, pour boisson ordinaire,
une infusion de lierre terrestre édulcorée avec le sirop de
tolu ou d'althæa.

Lorsqu'après dix à douze jours, comme il est dit ci-des-
sus, la matière fut devenue très-louable et eut perdu en
grande partie son odeur infecte, le bas-ventre du malade,
qui était extrêmement gros et météorisé, redevint aussi
dans un meilleur état.

De jour en jour, non-seulement le pus devenait plus
louable, mais sa quantité diminuait insensiblement, au point
que les deux plaies des empyèmes se fermèrent peu à peu
entièrement, après cinq mois de traitement. Trois semaines
avant que les plaies fussent fermées, j'avais fait cesser le
quinquina. A cette époque, je mis le malade à l'usage des
apozèmes faits avec les plantes savonneuses, principalement
le cresson, et, pour boisson, je donnai une infusion de
polytric et de cétérach édulcorée, dans laquelle je faisais
dissoudre un peu de gomme arabique. Alors, les urines
devinrent abondantes et déposaient un sédiment très-épais.
Enfin, le malade sortit guéri de l'hôpital le 1er vendémiaire
an ix, assez bien portant pour aller rejoindre son armée.

Réflexions. — Le sujet, affecté d'une vomique depuis
quinze ans, est de nouveau pris de pleuro-pneumonie ; le
foyer communique avec l'extérieur par les bronches, et
donne lieu à une expectoration infecte, évaluée à une chopine au moins par jour ; l'expectoration se supprime, la
cavité se remplit, la suffocation est imminente : telles sont
les circonstances dans lesquelles on pratique la première
opération qui est immédiatement suivie d'amélioration.
Une injection détersive suit la ponction. Mais une seconde
collection se forme au-dessus de la première, de sorte
qu'une deuxième opération est pratiquée un mois après la
première. Le foyer communique avec l'air extérieur par
les bronches et par la plaie ; les injections médicamenteuses,

poussées dans celles-ci, sont rejetées en partie par la bouche. Malgré la gravité et l'ancienneté de ces désordres, malgré la pénétration de l'air, le malade guérit. Cette observation est, sans contredit, une des plus remarquables que nous possédions.

II. *Observation d'une opération d'empyème, pratiquée pour un hydrothorax survenu à la suite d'une pleuro-pneumonie, par* M. MIREAU, *chirurgien aide-major au* 12° *régiment d'infanterie de ligne.* (année 1808.)

Claude-François Simomet, tempérament sanguin, constitution athlétique, trente-cinq ans, fut atteint, au printemps de 1808, de fluxion de poitrine extrêmement violente. Déjà, l'année précédente, à la même époque, il avait essuyé la même maladie qui, bien que moins intense que cette dernière, avait présenté néanmoins des circonstances assez graves, et avait cédé aux saignées réitérées, à la diète et à tous les moyens antiphlogistiques indiqués. La seconde attaque fait l'objet de la présente observation.

Lorsqu'on m'appela, la maladie n'avait qu'un jour d'invasion. Je fis promptement une saignée large et copieuse, que je réitérai deux fois dans le jour. Je prescrivis, à une température à peine tiède, le petit-lait et l'eau d'orge additionnée d'un demi-verre d'acide acéteux pour chaque pinte. Le crachement de sang était très-abondant ; la douleur fixe, au côté gauche de la poitrine et au-dessous de la mamelle du même côté, était des plus violentes et pungitive ; la dypsnée était extrême ; les souffrances du malade étaient atroces, et lui arrachaient des cris ; la langue était aride et rouge, la face enflammée, les conjonctives injectées jusqu'à rendre le globe de l'œil très-proéminent, le ventre élevé et dur, les selles rares et les déjections très-sèches. Mais tous les usages précités, aidés de lavements avec le petit-lait, n'ayant pu éteindre un si terrible incendie, je fis une quatrième saignée. Je facilitai l'expectoration avec une potion pectorale simple, je recommandai des fumigations. Malgré quelque amélioration, je sentis la nécessité d'insister sur la saignée, je voulus même la faire sur-le-champ, et je ne doute pas que la résolution de la maladie ne l'eût suivie, mais la mère du malade s'y opposa formellement, et je ne pus vaincre sa résistance. Un vieux confrère, appelé en consultation, s'arrêta à une médication insignifiante, et le malade tomba de mal en pis : les crachats se supprimèrent, la dyspnée augmenta d'une manière alarmante, et, en deux jours, on le vit aux portes de la mort. Dans ces conjonctures, mon consultant me laissa à moi-même, et m'abandonna totalement. Je regardai, pour mon compte, mon malade comme perdu : mais, je le suivais avec opiniâtreté, déterminé à observer tout ce qui se passerait, lorsqu'un matin, à la suite d'une nuit orageuse (c'était le onzième jour depuis l'invasion), la physionomie devint pâle et bouffie, la respiration un peu plus libre, mais surtout beaucoup moins douloureuse. Le bras gauche se montra très-infiltré depuis l'épaule jusqu'au poignet. Lorsqu'il se portait ou se retournait sur ce côté, il éprouvait un étouffement effrayant. Une métamorphose si subite dans l'état de mon malade fixa de plus en plus mon attention, et je compris que la nature avait pris un parti terrible, à la vérité, mais qui était le seul capable de sauver le patient. Je ne pus, d'après tous ces symptômes, et spécialement, d'après l'infiltration du bras du côté où la douleur avait été la plus violente, me dissimuler que l'épanchement avait lieu, et qu'un véritable empyème existait. Je dis empyème ici, parce que je ne conçois pas qu'on ait abusivement donné le nom de la maladie à l'opération qui lui convient. N'osant cependant pas porter mon diagnostic, je proposai d'appeler M. Dugès, ancien chirurgien-major au 5ᵉ de hussards ; les parents consentirent à ma demande. Je lui fis part de la marche de la maladie, des soupçons que j'avais d'un épanchement dans la poitrine ; il tomba d'accord avec moi, et nous décidâmes l'opération.

Je plaçai le malade sur son séant, après avoir fait diriger le lit du côté de la lumière, et, sans m'amuser à pincer la peau pour la couper d'abord, comme le prescrivent quelques auteurs, tels que Dionis et Ledran, je plongeai, à quatre pouces au-dessous de l'angle inférieur de l'omoplate, et à cinq pouces de la colonne vertébrale, un trois-quart long, et d'une proportion très-forte, lequel avait une profonde can -

nelure, je passai ainsi, en observant que la cannelure fût tournée en bas, entre la septième vraie côte et la première fausse, et je pénétrai dans la poitrine. Je retirai promptement le trois-quart, en laissant la canule pour le passage du fluide qui s'écoula avec force, et en telle abondance que je dus suspendre l'évacuation dans la crainte que mon malade ne tombât en syncope, ou même qu'un affaissement trop considérable occasionné par une déplétion trop prompte ne lui donnât la mort. Je recommençai le soir du même jour à tirer encore du liquide, ayant eu soin de fixer la canule de manière qu'elle ne pût sortir de sa place. Le lendemain, je donnai encore passage au liquide, à deux reprises également distantes. La quantité qui en sortit est effrayante, et tiendrait du merveilleux ou de l'exagération, si je ne rappelais ici que mon sujet était d'une constitution et d'une taille athlétique et colossale : il en sortit plus de vingt livres. C'était un liquide très-limpide et de couleur orangée, d'une odeur fade et d'une saveur à peu près saumâtre. En peu de jours, les bords de la plaie acquirent une vive rougeur ; la respiration redevint libre ; le pouls, qui était, avant l'opération, petit et concentré, se développa ; l'expectoration, qui avait été supprimée, se rétablit tout doucement, et se fit sans autre douleur que celle occasionnée par la plaie et la présence d'un corps étranger dans la poitrine. La toux cependant était opiniâtre et paraissait tenir à l'irritation que pouvait produire le bout de la canule laissée en place, eu égard à l'écoulement du fluide, qui, bien que peu abondant, mouillait toujours l'appareil de pansement, de manière à nous obliger de le réitérer quatre ou cinq fois par jour.

Je pris dès-lors le parti de substituer à ma canule une canule élastique, dont le bout émoussé ne pouvait plus produire les mêmes accidents; cette sonde était d'argent, flexible et de la longueur d'un doigt, et elle avait un pavillon garni de deux petits anneaux pour la fixer convenablement par des liens que je passai autour du corps et par-dessus les épaules. Mon malade allait chaque jour mieux ; l'appétit lui vint, et je lui laissai prendre quelques aliments légers, tels qu'un bouillon de gruau, de la semouille et quelques cuillerées de vin, que nous lui fîmes donner de temps en temps dans la journée. Les déjections se faisaient assez bien.

J'ai omis de faire observer que, pour substituer une sonde flexible à la canule, et de peur que l'ouverture ne se fermât trop tôt, j'avais agrandi la plaie à l'aide d'un bistouri guidé par la canelure de la sonde à demeure.

Bien que le malade se trouvât beaucoup mieux, il éprouvait toujours une toux d'irritation qui le privait de repos, ce qui me donna l'idée de le mettre dans le bain jusqu'au cou, la sonde toute débouchée et parfaitement libre, dans la persuasion que, l'eau pouvant pénétrer, par son passage, dans la poitrine, elle irait détacher des parties malades quelques matières grossières qui les irritaient encore. Cette mesure me réussit parfaitement, et, au moyen du jeu de la respiration, l'eau entrait et sortait *comme faisait l'air lorsque le malade était hors du bain*, et, par ce moyen, délayait des grumeaux de pus et les amenait au dehors. Cette méthode ayant été suivie pendant une quinzaine de jours, la toux cessa. Le malade reposa, et, l'appétit augmentant encore, on lui donna des aliments plus solides. Les forces revinrent, et notre homme se remit tout doucement à son travail, tout en conservant sa sonde, à laquelle cependant, j'en substituai une autre de gomme élastique. Cet homme était portefaix et grand ivrogne. Son infirmité, ou, pour mieux dire, son assujettissement ne l'empêchèrent pas de recommencer son train de vie habituel, et l'on n'eût jamais cru qu'il eût été malade deux mois après sa première sortie. Je me gardai bien de l'épuiser par des purgatifs, comme on le fait souvent à la suite de cette maladie et de bien d'autres, en dépit de l'appétit que reprennent les malades et qui indique le plus ordinairement qu'ils n'ont plus besoin de médecin ni de médicaments.

Je le laissai donc très-libre, et, au bout de trois mois, j'ôtai toute espèce d'appareil. La plaie, qui avait d'abord paru devoir rester fistuleuse, se ferma.

(Dans les réflexions qui suivent cette observation, l'auteur insiste : 1º sur la nécessité de recourir à des saignées réitérées dans les pleuro-pneumonies aiguës affectant des sujets sanguins et robustes ; 2º sur l'indication d'évacuer le liquide, sans craindre la lésion du poumon , quand elle est inévitable, le poumon lésé par des balles ou par armes blanches, se guérissant tous les jours; 3° sur les bons effets des bains, dont l'eau entre dans la cavité pleurale et en ressort par la canule ouverte, calme, adoucit et *caresse* les parties lésées.)

Réflexions. — Dans cette observation la libre entrée de l'air n'amène aucun funeste résultat. Malgré sa singularité et sa hardiesse, la méthode thérapeutique employée pour déterger les plèvres mérite peut-être de fixer l'attention : le malade est placé dans un bassin, et l'eau entre alternativement dans la cavité et en ressort après avoir balayé les parois. Il faut aussi remarquer que la persistance de la pénétration de l'air par le trajet , dans lequel on avait maintenu une canule à demeure, à une époque où le malade avait déjà repris ses travaux, n'a pas empêché la guérison de se consolider.

III. *Observation d'épanchement purulent de la plèvre ; opération de l'empyème; injection iodée; guérison; par MM.* GARREAU, *médecin ordinaire, et* LEGOUEST, *chirurgien aide-major à l'hôpital militaire de Milianah.*

Si la plupart des médecins sont fixés sur la nécessité de la thoracentèse dans certaines circonstances , ils sont loin d'être d'accord, quant à l'opportunité des injections excitantes dans la cavité des plèvres. Quelques-uns les proposent, mais timidement ; d'autres, c'est le plus grand nombre, les blâment avec sévérité. Nous venons nous inscrire contre toute proscription absolue, et apporter un fait à l'appui de notre opinion. Le fait suivant constate un succès par la ponction du thorax et l'injection iodée dans un cas presque désespéré d'épanchement purulent de la plèvre.

Le nommé Carrier, négociant, âgé de trente-deux ans, brun, d'une bonne constitution, est atteint de pleuro-pneumonie droite, à Alger, le 1er mars 1847. Traitement antiphlogistique, saignées, sangsues; disparition du point de côté. Carrier quitte Alger, à peine convalescent, et se rend à Teniet-el-Haad. Fatigues , froid excessif dans la montagne, réveil de la phlegmasie et de son cortége, fièvre ardente, décubitus latéral. Sangsues, ventouses, larges vésicatoires ; amélioration rapide de l'état du malade qui sollicite, avec instance, et obtient sa sortie de l'hôpital, après quinze jours de traitement. Carrier est un homme d'une trempe à part, d'un moral tellement ferme, qu'aucune circonstance peut-être ne pourrait l'ébranler. Si son complet mépris de la douleur et du danger l'a porté plusieurs fois à fuir prématurément le repos de l'hôpital et les secours de la médecine, ce même sentiment stoïque a eu aussi l'avantage, à notre sens, de lui sauver la vie : aussi émettons-nous le doute, que, sans l'appui d'un élément moral exceptionnel, les efforts de l'art eussent été couronnés de succès. Rechute en juin ; dix-sept jours d'hôpital ; même traitement, retour à Milianah. Quelle était au juste la position de Carrier au moment de sa seconde sortie de l'hôpital de Teniet-el-Haad ? Nous l'ignorons, ne possédant que les renseignements généraux qu'il put lui-même nous fournir. Ce qu'il y a de certain, c'est qu'il souffrait encore de son côté droit ; c'est qu'il ne pouvait se débarrasser de son oppression, de sa langueur et d'un œdème fugitif des extrémités.

Entrée à l'hôpital de Milianah, en juillet, dans le service de M. Rossignol : deux mois et demi de séjour. Ici, le diagnostic devient plus clair, plus précis ; nous le résumons, d'après le cahier de visite et les renseignements des sous-aides qui ont suivi l'officier de santé traitant ; épanchement considérable et présumé séreux ; oppression, palpitations, décubitus latéral, pas de fièvre ; matité fort étendue et variant peu, quelle que soit la position du malade ; murmure respiratoire faible et profond : tels sont les traits principaux de la maladie, les seuls que nous puissions recueillir. Ventouses, plusieurs vésicatoires, administration du kermès et des diurétiques ; quelque peu d'amélioration. Carrier veut absolument sortir et être traité chez lui : prompte rentrée à l'hôpital ; oppression considérable ; névralgie intercostale intense ; accès de fièvre la nuit ; état stationnaire pendant un mois et demi. M. Garreau prend le service : il est forcé d'accéder au désir de Carrier qui veut encore essayer des soins à domicile. Enfin, le malade revient une dernière fois à l'hôpital le 8 décembre 1847.

A dater de ce moment, nous pouvons relever, avec toutes les garanties possibles d'authenticité, les moindres circonstances de son histoire. Augmentation du côté droit d'un peu plus de deux centimètres; suffocation; le malade ne peut respirer qu'avec le corps incliné en avant et à droite. Face pâle, bouffie, œdème des paupières, des joues, du scrotum, des extrémités. Matité complète de tout le côté affecté, sinon à la partie interne et supérieure; absence de bruit respiratoire dans les quatre cinquièmes inférieurs du poumon droit, faible murmure à partir du sommet de la cage thoracique jusqu'au niveau de la troisième ou quatrième côte. Le changement de décubitus ne paraît pas déplacer le liquide, et les secousses imprimées n'en font point entendre le flot. Cet état s'aggrave rapidement; palpitations, extrême anxiété, sueurs froides, syncopes menaçantes, fièvre continue avec redoublement la nuit. A la partie, postérieure et inférieure du thorax, côté droit, une large tumeur soulève les téguments et se développe avec rapidité. Bientôt le pouls devient inégal, petit, très-fréquent; la face revêt une teinte veineuse; le cœur a changé complétement de rapports; ses battements irréguliers ne sont plus saisis que du côté gauche par l'auscultation, qui nous l'indique refoulé et considérablement remonté sous la mamelle du même côté.

Il n'y a plus à hésiter; l'asphyxie est imminente en même temps que l'infection purulente : nous nous décidons à évacuer le liquide par la thoracentèse. Donner issue au liquide, telle est, ce nous semble, en pareille circonstance, l'indication pressante, l'unique voie de salut. On est surpris de voir encore quelques auteurs sérieux ne pas oser prévoir un cas dans lequel la thoracentèse devra être conseillée.

Quoi qu'il en soit, nous nous décidons, vu la faiblesse du malade et l'ampleur de l'épanchement, à opérer par la méthode de Dupuytren, c'est-à-dire par évacuations successives; d'ailleurs, nous n'avions pas de baudruche (1) à

---

(1) Un intestin de poulet ou de chat remplit parfaitement cet office. M. Reybard, de Lyon, inventeur du procédé auquel les auteurs de cette observation font allusion, n'emploie pas d'autre moyen.

notre disposition, et, prévenus par les doctrines de l'école, il nous paraissait important d'empêcher l'introduction de l'air dans la cavité des plèvres. Nous nous sommes aperçus, depuis, que cette introduction de l'air ne devait pas produire, chez Carrier, les accidents que redoute la théorie.

M. Legouest fait une première ponction à l'aide du trois-quart au lieu d'élection. Evacuation de deux à trois litres d'un pus sanguinolent, trouble, grumeleux et très-fétide ; pansement ordinaire. Le malade respire un peu mieux, la circulation se régularise, le cœur commence à se rapprocher de la situation normale. Cependant une toux sèche et quinteuse se développe dans la soirée et fatigue horriblement l'opéré. — Potion calmante. Pendant la nuit, la toux augmente ; le malade ne respire plus ; il arrache son bandage, et se sent revenir à la vie, à mesure qu'une énorme quantité de pus s'écoule par l'ouverture pratiquée.

À la visite du matin, nous le trouvons baigné dans plusieurs litres de liquide, mais satisfait, calme, dans un état de bien-être inconnu depuis longtemps. Il nous supplie de ne pas faire fermer la plaie, qui, à chaque mouvement, laisse échapper de nouveaux flots de matière purulente et roussâtre. Nous favorisons l'écoulement par la position du malade, et, pour empêcher qu'une nouvelle accumulation ne donne naissance à des accidents analogues à ceux de la nuit, nous pansons avec une tente et un large gâteau de charpie. — Légers potages, limonade vineuse, potion avec l'extrait de quinquina.

Le pansement se dérange quelque peu dans la soirée, et, à la visite du lendemain, nous trouvons la plaie fermée. Pouls relevé, toux quinteuse, respiration pénible du côté gauche, murmure respiratoire assez sensible dans le quart supérieur du poumon droit. — Même prescription alimentaire : décoction de quinquina pour boisson ; potion avec 40 grammes d'oxymel scillitique.

Deux jours se passent ; la plaie n'est plus seulement fermée, elle est cicatrisée. L'anxiété revient peu à peu, augmente, et bientôt Carrier présente des symptômes et des accidents plus graves qu'avant la ponction. Le contact des vêtements lui est devenu insupportable ; il se met nu et reste découvert sur son lit : le décubitus, quel qu'il soit, est impossible ; accroupi sur les genoux, la tête basse et reposant sur ses bras appuyés sur le traversin, le malade passe ainsi des heures entières.

Une nouvelle tumeur soulève les téguments un peu au dessous du siége de la première.

Nous nous empressons de donner, de nouveau, issue au liquide, et de le laisser couler librement. Le pansement est approprié à ce but. Soulagement notable.

Pendant quarante-huit heures, la matière purulente sort de la poitrine avec tant d'abondance, que notre malade, naguère menacé de mort par asphyxie, va succomber par épuisement. Il est trop clair, qu'une vaste membrane pyo-génique entretient cette sécrétion morbide exagérée, à laquelle Carrier ne saurait résister longtemps.

Dans ce péril extrême, M. Legouest propose de pousser, dans la cavité de la plèvre, une injection iodée au 10° de 125 grammes de liquide, seulement de manière à n'agir, sur une vaste surface, que par la vaporisation de l'iode. Après quelque hésitation, l'injection est adoptée et prati-quée ; la plus grande partie du liquide est retirée par la sonde de femme dont on s'est servi pour l'injecter. Au pansement du soir, cinq heures après l'opération, le pus se montre plus consistant, plus lié, moins rouge, un peu moins abondant. Le pouls, qui était devenu filiforme, se relève ; nous soutenons les forces du malade avec quelques cuillerées de potage et de vin sucré.

Pendant la nuit et tout le jour suivant, écoulement abon-dant d'une sérosité roussâtre, entraînant avec elle des flocons blancs et tomenteux ; la fétidité a disparu : le sur-lendemain, nouvelle injection, vu l'état stationnaire de l'é-coulement. Le malade, pendant le séjour du liquide iodé (15 secondes environ), éprouve une douleur des plus vives dans l'hypocondre du côté malade ; on s'empresse de donner issue au liquide existant, et la douleur se calme peu à peu.

L'écoulement continue pendant six semaines, diminuant progressivement d'abondance, et le liquide sécrété prend de jour en jour plus de limpidité ; l'état général du malade,

2

que nous cherchons à relever par les toniques, éprouve de nombreuses intermittences de bien et de mal, aiguisant notre espoir ou nos craintes : enfin les forces reviennent, la fièvre tombe, et la plaie se cicatrise deux mois après la seconde ponction.

Nous avons fidèlement décrit l'état primordial et les différentes phases du traitement et de sa maladie; indiquons, en quelques lignes, les résultats de la convalescence, qui se termine, pour nous, le 23 mars 1848, jour de la sortie de Carrier.

Notre convalescent, depuis le 10 mars, démaigrit, pour ainsi dire à vue d'œil, il mange avec appétit, digère à merveille, se redresse, respire facilement, marche assez vîte, sans oppression, et sent, pour nous servir de ses expressions, la vie le reprendre tous les jours.

L'examen de la poitrine du côté droit qui, seul, a été affecté, nous donne une sonorité normale de toute la partie supérieure, antérieurement et postérieurement, tandis qu'au contraire la partie inférieure du même côté, présente, dans tous les points, une matité complète. Cette matité intéresse à peu près la moitié du poumon. Tout est bien du côté gauche ; le cœur a repris sa position naturelle et ses allures normales. L'expansion seule du thorax dans les inspirations reste imparfaite. L'auscultation apprécie, dans tout le poumon gauche et dans le tiers supérieur du poumon droit, un murmure respiratoire qui ne laisse rien à désirer. Elle distingue, dans ce même côté, vers son tiers moyen, un bruit rude, inégal, profond, qui depuis un mois gagne du terrain vers la partie inférieure, en se rapprochant peu à peu de la forme normale. L'atteindra-t-il? nous ne l'espérons pas, d'après le mécanisme de la guérison des épanchements de la plèvre, avec refoulement du poumon vers la racine des bronches. Nous en sommes réduits à regretter de ne pouvoir observer plus longtemps Carrier, qui abandonne Milianah pour aller habiter Alger. Le téton gauche est élevé d'environ deux centimètres au-dessus du droit. Le torse s'incline légèrement de gauche à droite, et la mensuration de la demi-circonférence droite, nous donne deux centimètres de moins que celle de la demi-circonférence du côté gauche. Tel est, dans ce qu'il a d'essentiel, l'état actuel de Carrier. Sans doute, il y aurait de nombreuses réflexions à ajouter à l'histoire de ce cas si remarquable ; nous nous en abstiendrons, et notre réserve laissera le champ libre aux interprétations.

IV. *Observation de pleurésie, suivie d'épanchement purulent ; empyème ; mort du sujet ; par* **M. Molinard**, *chirurgien en chef de l'hôpital militaire de Bayonne.*

Lafargue, fusilier au **27**ᵉ de ligne, vingt-trois ans, d'une assez bonne constitution, d'un tempérament nerveux, n'ayant jamais éprouvé de maladie sérieuse, entre à l'hôpital de Bayonne, dans le service des fiévreux, le **24** décembre 1848, atteint d'une simple bronchite. Voici les renseignements fournis sur la maladie par M. Pascal, médecin en chef, jusqu'au moment de l'opération.

Dès le surlendemain de son entrée à l'hôpital, des douleurs très-vives se firent sentir dans tout le côté droit de la poitrine, d'abord sous la clavicule, puis sous l'aisselle et dans la région dorsale supérieure. Diète, eau gommeuse, looch, dix sangsues sur le point douloureux; même prescription le lendemain, plus trente sangsues sur le côté droit du thorax, cataplasme. La douleur fut calmée, mais un épanchement se forma immédiatement dans la plèvre droite, reconnaissable à la matité générale de tout le côté, à la saillie des espaces intercostaux, à la dyspnée qu'éprouvait le sujet, qui ne pouvait supporter que le décubitus dorsal, et bientôt le décubitus droit. Du **27** décembre au **17** janvier, alimentation presque nulle, boissons gommeuses rares, azotate de potasse et acétate de morphine. Les phénomènes d'acuité disparurent, mais la résorption ne faisait aucun progrès. La poudre de digitale fut également employée sans succès. Un vésicatoire fut posé sous l'aisselle. Un peu d'amélioration se manifesta; le côté droit du thorax était moins tuméfié, le malade put se lever, on soutint ses forces par les amers, un cautère fut établi au bras gauche après la guérison du vésicatoire. Mais, vers la fin de janvier, les forces diminuent, le malade reste au lit, le visage pâlit, la maigreur devient générale, il survient de l'œdème aux pieds et aux mains. Les crachats, jusqu'ici muqueux et rares, deviennent consistants et puriformes ; les digestions se font mal, l'appétit disparaît ; les selles restent régulières, et ont quelquefois besoin d'être sollicitées ; le pouls est régulier et un peu accéléré. Le malade se décourage.

Consultation des officiers de santé en chef. Le côté droit n'est guère plus développé que le gauche, la mensuration donne un centimètre de différence. Les côtes sont peu écartées, les espaces intercostaux peu saillants ; matité complète de toute la région thoracique droite, sonorité de la gauche. Le poumon droit paraît jouir encore de quelque expansibilité. Le bruit respiratoire, très-obscur, est cependant perçu le long de la colonne vertébrale, surtout en haut. Une bronchophonie prononcée existe au sommet de la cavité, quelquefois on entend un peu de bruit amphorique. La toux est assez fréquente, mais les accès sont courts ; les crachats sont muqueux et épais, quelques-uns sont très-légèrement striés de sang. Le pouls est calme, régulier ; la peau est sèche et terne ; les voies digestives paraissent en bon état ; les pieds et les mains sont le siége d'un peu d'œdème, le malade est faible et amaigri. Les conclusions sont que la cavité pleurale droite est le siége d'un épanchement, que l'air arrive encore dans quelques cellules pulmonaires et produit la bronchophonie et le bruit amphorique dans les grosses bronches dilatées ; qu'il ne paraît y avoir ni cavernes, ni pneumothorax, ni tubercules ; que les stries de sang observées par quelques crachats très-rares proviennent de la suractivité du poumon gauche, chargé seul de la respiration ; enfin, que l'opération de l'empyème, proposée par le médecin en chef, doit être pratiquée comme seule ressource dans l'état présent du malade.

Lafargue est évacué sur le service des blessés. Le 6 février, il prend un demi-lavement le matin, et l'opération est pratiquée à trois heures du soir, en présence des consultants et du personnel médical de l'hôpital. Le malade est assis sur son lit ; il se penche sur le côté gauche pour rendre le droit plus saillant ; il est soutenu par des aides. Nous reconnaissons le neuvième espace intercostal à cinq

travers de doigts au-dessous de l'angle inférieur de l'omoplate, et en comptant alternativement les côtes de bas en
haut et de haut en bas. Une incision d'un pouce et demi
faite avec le bistouri, est commencée près de l'angle des
côtes et se dirige en avant et en bas, en suivant l'inclinaison
de l'espace intercostal, elle intéresse la peau et le tissu cel-
lulaire. Les muscles sous-jacents sont ensuite divisés avec
précaution ; la plèvre est mise à nu et incisée ; une sonde
cannelée est introduite dans l'ouverture qui est agrandie
avec le bistouri. Le pus s'échappe avec violence et jaillit au
loin sous l'influence de la toux. Un litre au moins est évacué ; il est de bonne nature et inodore ; sans attendre une
évacuation complète, une mêche cératée est introduite dans
la plaie. L'appareil se compose simplement de charpie et
de compresses maintenues par un bandage de corps.

Le malade, visiblement soulagé, a supporté l'opération
avec courage. On le place dans un lit bien chauffé, et il ne
tarde pas à s'endormir. Diète. Un infirmier spécial est placé
près de lui. Le soir, le pouls est un peu accéléré. Le 7, la
nuit a été calme, le sommeil paisible ; pansement le matin.
La suppuration abondante est inodore ; l'air s'introduit dans
la cavité ; le poumon se dilate un peu ; selle spontanée et
copieuse. Même régime, même prescription. Le 8, le pouls
est plus agité, la face plus animée ; les crachats contiennent
quelques stries de sang. L'esprit du malade est calme ; le
pus est toujours abondant, il devient très-odorant et contient quelques grumeaux. Toux violente pendant le pansement ; le pus est jeté au loin. L'air s'introduit en sifflant dans
la cavité. Le 9, même état, la suppuration est moins abondante. Le 10, la nuit a été paisible ; le pouls est calme ; le
malade a rendu deux selles légères, la respiration est plus
libre, le poumon droit se dilate d'une manière sensible ; les
crachats sont moins rouillés, la peau est plus fraîche, le
malade se couche volontiers sur le côté sain. La suppuration
a beaucoup diminué, l'appétit se fait sentir. On accorde
une semouille au lait le soir, violent accès de toux ; on renouvelle le pansement.

Du 10 au 15, la suppuration diminue graduellement, tout
en conservant de l'odeur ; la dilatation pulmonaire devient

de plus en plus facile. Les nuits sont bonnes, le décubitus se fait sur le côté sain. L'appétit se prononce ; Lafargue mange une soupe de pain, une semouille au lait et un œuf à la coque.

Le 16, il survient un peu d'œdème aux paupières et aux mains. Cet œdème se dissipe assez rapidement et n'existe plus le 20. Le malade est de mieux en mieux, la suppuration devient plus consistante, plus blanche, et diminue rapidement. L'appétit est plus impérieux, les aliments sont portés au quart de la portion. La persistance de l'odeur de la suppuration nous engage à faire une injection d'un quart de litre de décoction de quinquina à la dose de 30 grammes pour 500 grammes d'eau. Cette odeur diminue considérablement dès les premières injections. Le pus devient crémeux et de bonne nature, la plaie se rétrécit et marche à la cicatrisation ; la cavité parait un peu resserrée, les espaces intercostaux s'enfoncent, les côtes paraissent plus saillantes. On donne chaque jour au malade 100 grammes de vin de cannelle composé.

Le 2 mars il survient un peu de diarrhée, la peau est chaude et sèche, le pus séreux est plus abondant, les lèvres de la plaie sont moins vermeilles. Six selles liquides dans la journée. Flanelle sur le ventre, eau de riz gommée, demi-lavement amylacé et opiacé, semouille au lait.

Le 3 et le 4, la diarrhée continue, même prescription.

Le 5, Lafargue est mieux, il peut se lever et s'assied près du poêle.

Dans la quinzaine qui suit, l'amélioration de l'état du malade est progressive et rapide. On a cessé les injections, le pus étant de bonne nature et sans odeur ; sa quantité diminue toujours ; à peine en sort-il 40 ou 50 grammes dans les vingt-quatre heures. Le malade prend des forces et de l'embonpoint, se lève lui-même, et fait quelques tours de promenade dans la salle. Le moral est excellent ; toutes les fonctions se font parfaitement ; on peut regarder la guérison comme très-prochaine.

Le 21 mars, Lafargue est très-abattu, il a eu trois vomissements dans la nuit, des coliques, des selles liquides nombreuses. La peau est sèche et brûlante, le pouls petit, fréquent et serré, la soif très-vive ; il éprouve de la douleur dans la fosse iliaque gauche. La suppuration est beaucoup plus abondante, séreuse et fétide. Lafargue a fait un écart de régime et a eu une violente indigestion. Diète, eau de riz gommée édulcorée, deux demi-lavements amylacés et opiacés, cinq centigrammes d'opium gommeux pour le soir, deux larges ventouses sur la fosse iliaque, embrocation d'huile opiacée sur l'abdomen. Injection avec la décoction de quinquina dans la cavité pleurale.

Le 22, les coliques et les vomissements ont cessé, mais la diarrhée persiste, six ou huit selles par jour. Nous avons donné quelques demi-lavements avec de l'extrait de ratanhia.

Vers le 5 avril, le malade est mieux, la suppuration diminue un peu, mais ne reprend pas ses qualités louables ; elle reste séreuse, roussâtre et un peu odorante. Le malade tousse, les crachats sont muqueux. Si nous en croyons Lafargue, qui s'étudie à nous cacher son état réel, la diarrhée ne reparaît plus que de temps à autre. Cependant, la saison étant froide et humide, et la toux persistant, nous lui faisons prendre une chemise de flanelle. La santé s'améliore, et, vers les premiers jours de mai, Lafargue eût pu passer pour bien portant sans sa faiblesse et sans la plaie de poitrine qui ne donne plus qu'une suppuration assez louable et en très-petite quantité.

Mais, dès les premiers jours de mai, une température élevée a brusquement succédé à une température froide et humide. Lafargue a cru pouvoir, à notre insu, se débarrasser dans la nuit, de sa chemise de flanelle. Il a été saisi par le froid. Il survient une toux opiniâtre, les crachats abondants sont d'abord muqueux, puis, prennent de la consistance et sont striés de sang. La suppuration augmente de nouveau et redevient séreuse, roussâtre et fétide. La diarrhée se renouvelle. Le malade, qui a toujours été fort indocile et a fait de fréquents écarts de régime dont il nous fait la confidence tardive, sent son moral et ses forces l'abandonner, il maigrit rapidement et ne quitte plus le lit. Une légère hémorragie survient par la plaie le 21, et il s'éteint le 22 juin.

L'autopsie est faite le 24 au matin.

L'habitude extérieure du corps offre l'aspect des sujets morts dans le marasme. Visage maigre, côtes saillantes, membres grêles ; la cavité droite du thorax paraît un peu déprimée.

La plèvre droite est adhérente dans la plus grande partie de son étendue, et les adhérences paraissent anciennes. Le poumon gauche est sain, crépitant, absolument exempt de tubercules. Le péricarde contient environ **300** grammes de sérosité très-roussâtre. Sa paroi interne présente quelques pseudo-membranes peu étendues, adhérentes à des points correspondants de la surface du cœur.

La cavité pleurale du côté droit est rétrécie, la plèvre réduite en un putrilage qu'on enlève avec le dos du scalpel. Deux taches noirâtres existent l'une près de l'autre aux points, sans doute, qui ont été le siége de l'hémorragie. La plaie des parois est située à quatre ou cinq lignes seulement du diaphragme. Le poumon droit, réduit à un très-petit volume, est appliqué le long de la colonne vertébrale. Mis dans l'eau, il surnage cependant, mais avec peine ; on ne peut y trouver ni tubercule, ni trace de suppuration. On ne trouve dans la cavité aucun vestige du travail de la cicatrisation.

Le péritoine est sain et contient près d'un litre de sérosité. L'estomac et les intestins ne présentent aucune trace d'inflammation chronique ; à peine remarque-t-on, sur la muqueuse du colon, deux ou trois places pointillées de rouge et de très-peu d'étendue.

Réflexions. — Dans l'observation III, l'injection iodée peut revendiquer sa part du succès ; dans l'observation IV, suivie de décès, les injections de décoction de quinquina n'ont produit aucun accident.

Les quatre observations qui précèdent, réunies aux faits nombreux de thoracentèse déjà connus, semblent légitimer les conclusions générales suivantes :

L'opération de l'empyème est loin de présenter par elle-même toute la gravité que lui ont prêtée ses adversaires. Elle réussit plus souvent dans les cas récents que dans les collections pleurétiques anciennes. On peut y avoir recours lorsque, après la période d'acuité d'une pleurésie, il reste un épanchement tellement considérable que la suffocation soit menaçante, que l'on craigne de voir échouer le traitement médical. Si la collection tend à se créer naturellement une issue au dehors, l'opération est indiquée.

Si l'on soupçonne que le travail sécrétoire soit terminé et que le poumon puisse se dilater facilement, on pourra, si l'épanchement n'est pas trop considérable, l'évacuer en une seule fois. Dans les circonstances opposées, on aura recours à des évacuations successives.

L'introduction de l'air dans la plèvre ne produit pas tous les graves accidents qu'on lui a imputés ; il est néanmoins prudent de l'éviter. Le procédé Reybard est le plus simple et le plus efficace.

Les injections médicamenteuses ne doivent être employées qu'avec réserve : il arrive pourtant des cas où il faut tarir la sécrétion en provoquant l'adhésion des deux feuillets de la séreuse ; dans ces circonstances, on pourra recourir aux injections.

Nous nous sommes demandé comment la discussion relative à la thoracentèse avait pu s'éterniser pendant des siècles, comment une telle question avait pu rester non résolue. Après examen, il nous a semblé que ce résultat négatif tenait peut-être à ce que les faits, capables d'élucider le problème, n'avaient pas été colligés. De quoi s'agit-il, en effet, si ce n'est de savoir comment se comporte l'épanchement pleurétique, lorsqu'il est combattu par la thoracentèse, et quel en est le dénouement, lorsqu'il est traité par l'expectation ou par les moyens médicaux ordinaires ? Ceci admis, le problème se réduirait à une question de statistique, que la médecine militaire résoudra dès qu'elle le voudra sérieusement. Qu'il nous soit permis, à cette occasion, de résumer ici, à titre de simple renseignement, quelques documents numériques ayant trait à notre sujet.

Tableau comparatif d'un certain nombre d'épanchements pleurétiques, combattus par la thoracentèse, avec indication des résultats obtenus.

Noms des auteurs.	Nombre des malades opérés.	Guérisons.	Soulagements.	Sources.
MM.				
Miot.	1	1		*Mém. de méd. milit..*, t. 6, 2e série.
Mireau.	1	1		Id.
R. Faure.	8	2	6	*Gaz. méd.*, année 1837.
Monneret et Fleury.	64	49		*Compend. de méd. prat.*
Laveran.	2	2		*Mém. de méd. milit.*, t. LXII.
Goze.	1	1		Id.
Jacquot.	1	1		*Journ. de la Soc. de méd. prat. de Montp.*, 1844.
Barby.	2	1	1	*Monographie.*
Legouest.	1	1		*Mém. de méd. milit.*, t. VI, 2e série.
Molinard.	1			Id.
Davies.	16	12		Watson, *Practice of physic.*, London, 1843.
Hugues et Coek.	20	7		*Medical Times.*
Hamilton Roe.	24	18		*London medical gazette.*
	142	96		

Il résulterait de ce tableau que, sur 142 individus opérés, 96 auraient guéri, chiffre qui donne une proportion de 67 guérisons sur 100 opérations.

Nous donnons dans le tableau suivant le nombre absolu et proportionnel des individus décédés dans la population de l'Angleterre, par suite de pleurésie et d'épanchement pleurétique, de 1838 à 1842 inclusivement (1).

	NOMBRE ABSOLU DES DÉCÈS.		DÉCÈS SUR UN MILLION D'HABITANTS.	
	Pleurésies.	Hydrothorax.	Pleurésies.	Hydrothorax.
1838	582	2306	39	156
1839	588	2149	39	142
1840	702	2345	46	153
1041	675	2282	43	146
1842	729	2127	46	134

(1) Voir la Collection des rapports annuels de l'enregistrement des décès en Angleterre, rapports établis par le registraire général, et publiés chaque année par le gouvernement anglais.

Les documents publiés par le registraire général de l'Angleterre résument ainsi qu'il suit la mortalité causée par hydrothorax, dans la population mâle de l'Angleterre, considérée aux divers âges de la vie :

	Survivants.	Morts.	Morts d'hydrothorax.
De 0 à 5 ans.	51,024	16,665	17
De 5 à 10	34,358	1,735	4
De 10 à 15	32,623	719	4
De 15 à 20	31,904	1,026	»
De 20 à 30	30,878	2,779	»
De 30 à 40	28,099	3,656	16
De 40 à 50	24,443	1,808	24
De 50 à 60	19,635	6,096	62
De 60 à 70	13,539	6,566	96
De 70 à 80	6,073	5,194	48
De 80 à 90	1,779	1,645	12
De 90 et au-dessus.	134	134	»

Bien que ces documents manquent de la précision scientifique nécessaire pour élucider le problème de la thoracentèse, ils peuvent néanmoins servir à mettre en lumière l'intensité des ravages exercés par les épanchements pleurétiques.

Imp. de Cosse et J. Dumaine, r. Christine, 2.

9 782329 030159